Dieta basada en plantas para mujeres mayores de 50 años

Recetas saludables para perder peso mientras se disfruta de la comida sabrosa

Frank Smith

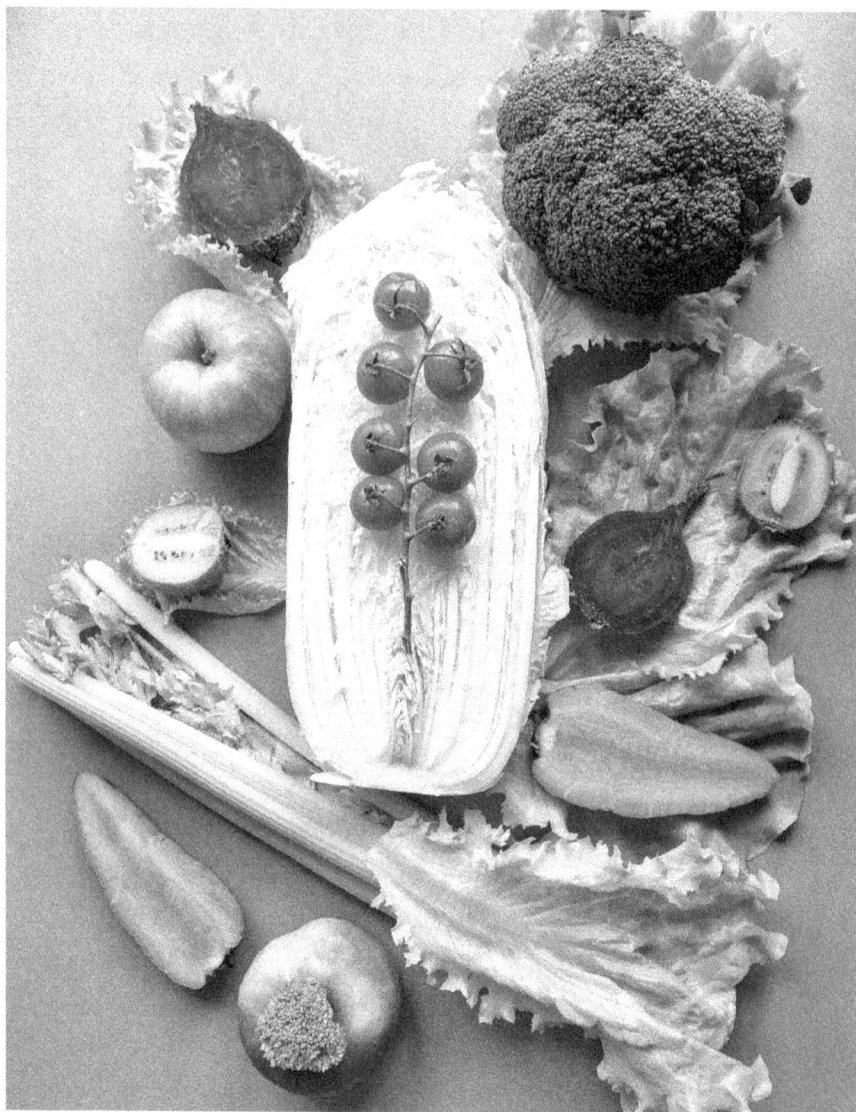

Índice de contenidos

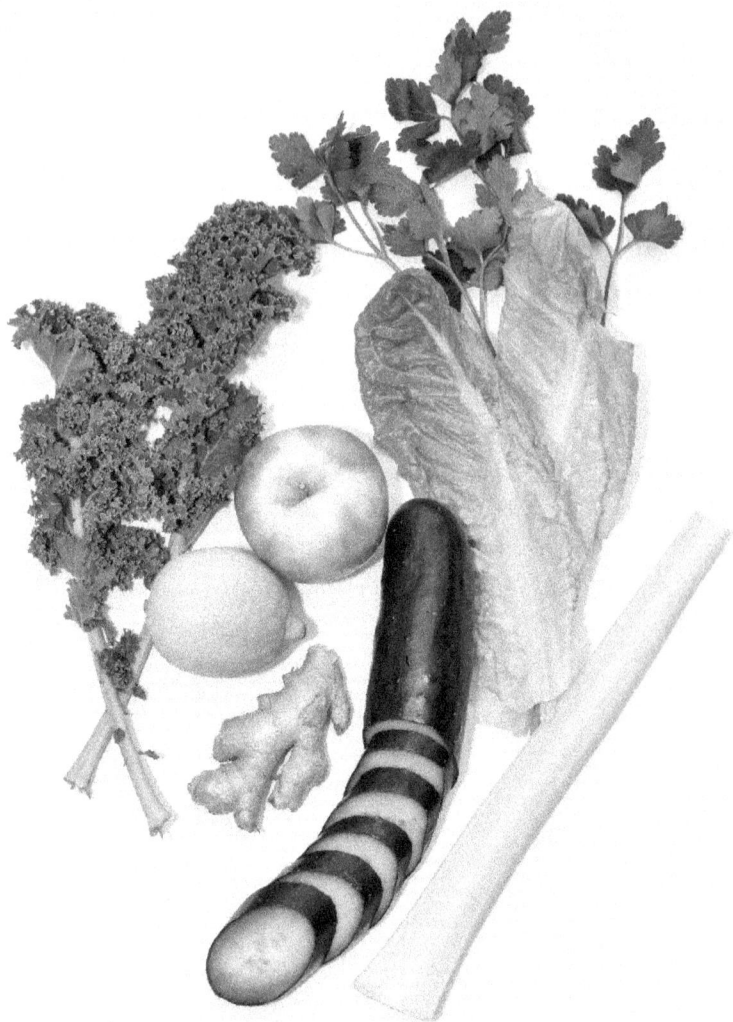

Desayunos

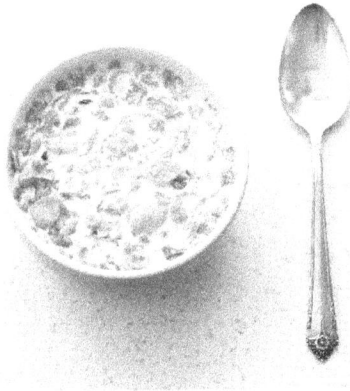

1 Cremoso de naranja

Tiempo de preparación: 5 minutos Tiempo de cocción: 5

minutos Raciones: 2

Ingredientes:

1 naranja, pelada

¼ de taza de yogur vegano 2 cucharadas de zumo de

naranja

¼ cucharadita de extracto de vainilla 4 cubitos de hielo

Instrucciones:

En una batidora, añade la naranja, el zumo de naranja, el yogur vegano, el extracto de vainilla y los cubitos de hielo. Mezcla bien todos los ingredientes hasta que estén suaves y bien combinados. Viértelo en vasos para batidos y sírvelo.

Nutrición: Calorías 120 Carbohidratos 62 g Grasas 6 g Proteínas 10g

2 Limonada de fresa

Tiempo de preparación: 5 minutos Tiempo de cocción: 5

minutos Raciones: 6

Ingredientes:

2 taza de fresas

1 taza de azúcar o según el gusto 7 tazas de agua

2 taza de zumo de limón

Bayas en rodajas para decorar Instrucciones:

Coge un bol pequeño, añade el azúcar y el agua y mét" lo

en el microondas hasta que

disuelto. Ahora coge una batidora y añade las fresas y una

taza de agua y bate bien. Combina el puré de fresas con el

azúcar disuelto en agua y mezcla. Vierte el zumo de lima y el agua si es necesario. Remueve bien y enfría antes de servir. Puedes añadir bayas por encima como guarnición.

Nutrición: Calorías: 144, carbohidratos: 37g, azúcar: 35g

3 Batido de mantequilla de cacahuete y gelatina

Tiempo de preparación: 5 minutos Tiempo de cocción: 5 minutos Raciones: 2

Ingredientes:

1 taza de frambuesas congeladas 1 taza de fresas congeladas

1 porción de péptidos de colágeno

1 cucharada de mantequilla de cacahuete

¾ de taza de leche de almendras Instrucciones:

Coge una batidora. Añade las frambuesas, las fresas y la mantequilla de cacahuete, péptido de colágeno y leche de almendras. Mezclar todos los ingredientes hasta que estén bien combinados. Añadir leche de almendras según la consistencia deseada. Verter en vasos de batido y completar con la mantequilla de cacahuete o cualquier otra cosa de su elección para el aderezo.

Nutrición: Calorías: 251, grasas: 11,1g, hidratos de carbono: 27.5g, proteínas: 15.7g

4 Muffins de desayuno de pan de plátano

Tiempo de preparación: 40 m Tiempo de cocción: 20 m

Ingredientes:

1/2 taza más 2 cucharadas de avena integral 1/2 taza de avena (procesada en harina) 1/2 cucharadita de levadura en polvo

1 cucharada de chispas de chocolate vegano 1/4 de cucharadita de canela

1/2 taza de un plátano maduro machacado (machacar el plátano y luego medirlo)

2 cucharadas de jarabe de arce puro 1/2 cucharadita de extracto de vainilla Instrucciones:

Precalentar la cocina a 360 ° F y rociar un molde para

muffins (3-4 agujeros) con un spray antiadherente.

Añadir 1/2 taza de avena en un procesador de alimentos y batir hasta que se rompa y forme una consistencia espesa de harina.

En un recipiente grande, agregue todos los ingredientes secos, excepto los trozos de chocolate, y mezcle.

Aplastar y hacer puré el plátano desparejado y maduro, añadir el plátano y el resto de los ingredientes húmedos al recipiente con los ingredientes secos y mezclar bien.

Mezclar las chispas de chocolate. Poner en 3-4 huecos de muffin y hornear durante 12 minutos.

Dejar enfriar 10 minutos y servir inmediatamente o guardar en un recipiente hermético durante 1 o 2 días.

Nutrición: Por porción: Carbohidratos: 59g Calorías: 347

Grasa: 6g Sodio: 2 mg Proteínas: 15g Azúcar: 1g

5 Parfaits de desayuno

Preparación: 15 minutos Cocción: 0 minutos Raciones: 2

Ingredientes

Una lata de 14 onzas de leche de coco, refrigerada durante la noche 1 taza de granola ½ taza de nueces

1 taza de fresas en rodajas u otras bayas de temporada

Instrucciones

Vierta el líquido de la leche de coco enlatada y conserve los sólidos.

En los vasos de tarta, coloque los sólidos de leche de coco, la granola, las nueces y las fresas. Servir inmediatamente.

6 Hash de boniato y col rizada

Tiempo de preparación: 10 minutos Tiempo de cocción:

15 minutos Raciones: 2

Ingredientes

1 patata dulce

2 cucharadas de aceite de oliva

½ cebolla picada

1 zanahoria, pelada y picada 2 dientes de ajo, picados

½ cucharadita de tomillo seco 1 taza de col rizada picada

Sal marina

Pimienta negra recién molida Instrucciones

Pincha el boniato con un tenedor y caliéntalo en el

microondas a máxima potencia hasta que esté blando,

unos 5 minutos. Retirar del microondas y cortar en cubos

de ¼ de pulgada.

En una sartén grande antiadherente, calentar el aceite de

oliva a fuego medio-alto. Añadir la cebolla y la zanahoria y

cocinar hasta que se ablanden, unos 5 minutos. Añadir el

ajo y el tomillo y cocinar hasta que el ajo esté fragante,

unos 30 segundos.

Añadir los boniatos y cocinar hasta que las patatas

empiecen a dorarse, unos 7 minutos. Añada la col rizada y

cocine justo hasta que se marchite, de 1 a 2

minutos. Sazonar con sal y pimienta. Servir

inmediatamente.

7 Deliciosa harina de avena

Tiempo de preparación: 10 minutos Tiempo de cocción: 6

horas Raciones: 4

Ingredientes:

3 tazas de agua

3 tazas de leche de almendras

1 y ½ tazas de avena de acero

4 dátiles, sin hueso y picados

1 cucharadita de canela molida 2 cucharadas de azúcar de

coco

½ cucharadita de jengibre en polvo

Una pizca de nuez moscada molida Una pizca de clavo molido 1 cucharadita de extracto de vainilla Instrucciones: Ponga el agua y la leche en su olla de cocción lenta y revuelva.

Añadir la avena, los dátiles, la canela, el azúcar, el jengibre, la nuez moscada, el clavo y el extracto de vainilla, remover, tapar y cocinar a fuego lento durante 6 horas.

Dividir en cuencos y servir para el desayuno. Que lo disfrutes!

Nutrición: calorías 120, grasa 1, fibra 2, carbohidratos 3, proteínas 5

8 Tostadas de boniato

Tiempo de preparación: 10 minutos Tiempo de cocción:

10 minutos Raciones: 2

Ingredientes:

2 batatas grandes, cortadas en rodajas de ¼ de pulgada de

grosor 1 cucharada de aceite de aguacate

1 cucharadita de sal

½ taza de guacamole

½ taza de tomates, en rodajas Instrucciones:

Precaliente su horno a 425 grados F.

Cubrir una bandeja para hornear con papel pergamino.

Frota las rodajas de patata con aceite y sal y colócalas en

una bandeja de horno.

Hornea durante 5 minutos en el horno, luego dale la vuelta y hornea de nuevo durante 5 minutos.

Cubra las rebanadas horneadas con guacamole y tomates. Servir.

Nutrición: Calorías134GrasaTotal4

,7gGrasaSaturada6g

Colesterol 124mg Sodio 1 mg Carbohidratos totales 54,1 g

Fibra 7 g Azúcar

3,3 g Proteínas 6,2 g

9 Tacos de revuelto de tofu

Tiempo de preparación: 10 minutos Tiempo de cocción:

10 minutos Raciones: 04

Ingredientes:

1 paquete de tofu

¼ de taza de levadura nutricional

2 cucharaditas de ajo en polvo 2 cucharaditas de comino

2 cucharaditas de chile en polvo

½ cucharadita de cúrcuma 1 cucharadita de sal

½ cucharadita de pimienta

1 cucharada de aceite de aguacate Tortillas de maíz

calientes Instrucciones:

En una sartén, añade el aceite de aguacate y el tofu.

Saltear y desmenuzar el tofu a fuego medio. Incorpore el resto de las especias y la levadura.

Mezclar y cocinar durante 2 minutos. Servir en tortillas.

Nutrición: Calorías 387 Grasas totales 6 g Grasas saturadas 3,4 g Colesterol

41 mgSodio 154 mg Carbohidratos totales 37,4 g Fibra 2,9 g Azúcar 1,3 g

Proteínas 6,6 g

10 Bocados de calabaza y especias

Tiempo de preparación: 10 minutos Tiempo de cocción: 0

minutos Raciones: 2

Ingredientes:

½ taza de puré de calabaza

½ taza de mantequilla de almendras

¼ de taza de jarabe de arce

1 cucharadita de especia de pastel de calabaza 1 ⅓ taza de

avena laminada

⅓ taza de semillas de calabaza

⅓ taza de pasas

2 cucharadas de semillas de chía Instrucciones

En un recipiente con cierre, añadir todo y mezclar bien.

Sellar el recipiente y refrigerar durante la noche.

Formar bolitas con la mezcla. Servir.

Nutrición:Calorías212GrasaTotal11,8gGrasaSaturada2,2g

Colesterol 23mg Sodio 321 mg Carbohidratos totales 14,6

g Fibras 4,4 g

Azúcar 8 g Proteínas 7,3 g

11 Bollos de espelta al limón

Tiempo de preparación: 10 minutos Tiempo de cocción:

18 minutos Raciones: 6

Ingredientes:

1¾ tazas de harina de espelta 1¼ taza de espelta integral

⅔ taza de azúcar de coco

2 cucharaditas de polvo de hornear

½ cucharadita de sal

3 cucharadas de ralladura de limón

½ taza de aceite de coco

1 taza de crema de coco

2 cucharadas de leche de almendras 2 tazas de frambuesas

congeladas Instrucciones

Precaliente su horno a 425 grados F.

Batir los ingredientes secos en una batidora de pie con el

accesorio para batir.

Congele la mezcla seca durante 10 minutos y vuelva a

colocarla en la batidora.

Utilizando el accesorio de pala, añada el aceite de coco, la

crema de coco y la leche de almendras y bata hasta que

esté suave.

Incorporar las frambuesas congeladas y mezclar de nuevo,

dividir la masa en dos partes.

Extienda cada parte en un disco grueso y corte cada uno

en 6 cuñas de igual tamaño.

Forrar una bandeja de horno adecuada con papel pergamino y colocar las cuñas en la bandeja.

Hornear durante 18 minutos y servir.

Nutrición: Calorías 119 Grasas totales 14 g Grasas saturadas 2 g Colesterol 65 mg Sodio 269 mg Carbohidratos totales 19 g Fibra 4 g Azúcar 6 g Proteínas 5g

12 Desayuno revuelto con verduras

Tiempo de preparación: 10 minutos Tiempo de cocción:

14 minutos Raciones: 06

Ingredientes:

1 taza de cebollas amarillas, picadas 1 taza de pimientos

rojos, cortados en dados 1½ tazas de calabacines, cortados

en rodajas

3 tazas de floretes de coliflor

1 cucharada de ajo picado 1 cucharada de tamari

2 cucharadas de caldo de verduras

2 cucharadas de levadura nutricional

1 lata (15 onzas) de garbanzos, escurridos 2 tazas de

espinacas tiernas, picadas Mezcla de especias:

1 cucharadita de cebolla en polvo

1 cucharadita de ajo en polvo

1 cucharadita de cebolla picada seca

¾ cucharadita de mostaza en polvo seca 1 cucharadita de

hojas de tomillo secas

1 cucharadita de pimentón ahumado

¼ de cucharadita de cúrcuma

¾ de cucharadita de sal

¼ de cucharadita de pimienta negra Instrucciones

En una sartén adecuada, se añade el aceite de cocina y

todas las verduras.

Cocinar removiendo durante 7 minutos a fuego medio.

Incorporar los garbanzos y todas las especias.

Continúe salteando durante otros 7 minutos.

Servir caliente.

Nutrición:Calorías231GrasaTotal20,1gGrasaSaturada2,4g

Colesterol 110 mg Sodio 941 mg Carbohidratos Totales

20,1 g Fibra 0,9 g

Azúcar 1,4 g Proteínas 4,6 g

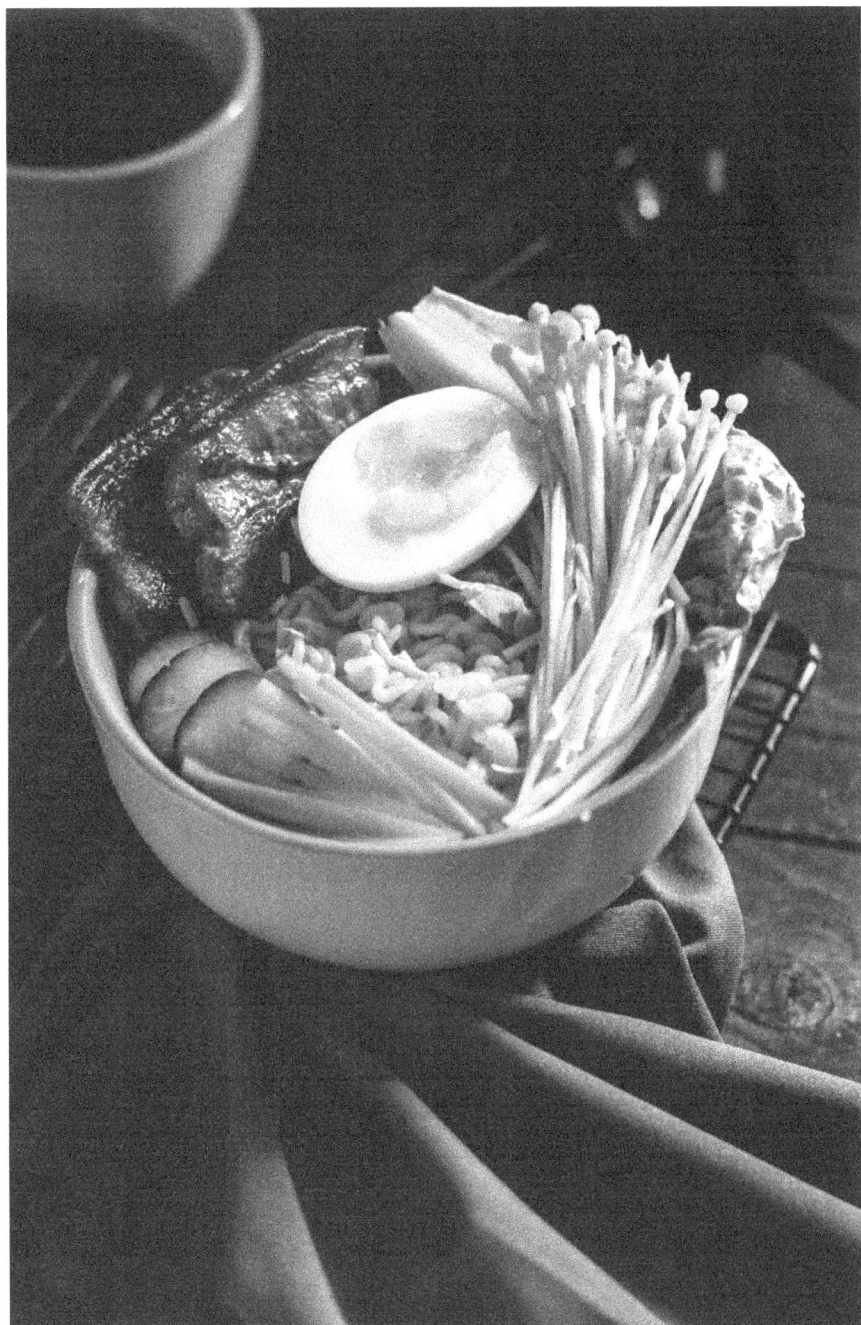

Sopas, ensaladas y

guarniciones

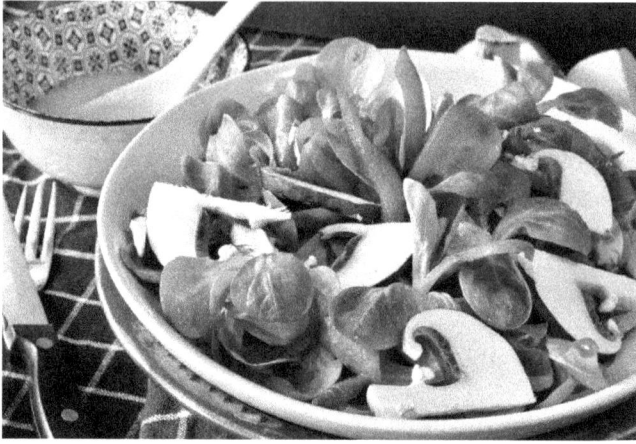

13 Almendras tostadas al tamari

Tiempo de preparación: 2 minutos Tiempo de cocción: 8

minutos Raciones: ½ taza Ingredientes:

½ taza de almendras crudas, o semillas de girasol 2

cucharadas de tamari, o salsa de soja

1 cucharadita de aceite de sésamo tostado

Direcciones:

Preparar los ingredientes.

Calentar una sartén seca a fuego medio-alto y añadir las almendras, removiendo con frecuencia para evitar que se quemen. Una vez que las almendras estén tostadas, de 7 a 8 minutos en el caso de las almendras, o de 3 a 4 minutos en el caso de las semillas de girasol, vierta el tamari y el aceite de sésamo en la sartén caliente y remueva para cubrirlas.

Puedes apagar el fuego, y mientras las almendras se enfrían la mezcla de tamari se pegará y secará en los frutos secos.

Nutrición: calorías: 89; grasa total: 8g; carbohidratos: 3g;

fibra: 2g; proteínas: 4g

14 Gachas integrales nutritivas

Tiempo de preparación: 2 horas y 10 minutos Tiempo de

cocción: 2 horas

Porciones: 4

Ingredientes:

3/4 de taza de avena cortada al acero, enjuagada y puesta

en remojo durante la noche 3/4 de taza de cebada entera,

enjuagada y puesta en remojo durante la noche 1/2 taza

de harina de maíz

1 cucharadita de sal

3 cucharadas de azúcar moreno

1 rama de canela, de unos 5 cm de largo

1 cucharadita de extracto de vainilla, sin endulzar 4 1/2 tazas de agua

Direcciones:

En una olla de cocción lenta de 6 cuartos, coloque todos los ingredientes y revuelva bien.

Cúbrelo con la tapa, enchufa la olla de cocción lenta y deja que se cocine durante 2 horas o hasta que los granos se ablanden, mientras revuelves a mitad de camino.

Servir las gachas con frutas.

Nutrición:Calorías:129Cal,arbohidratos:22g,Proteínas:5g,Grasas:2g, Fibra:4g.

15 Risotto de cebada con setas picantes

Tiempo de preparación: 3 horas y 30 minutos Tiempo de cocción: 3 horas y 9 minutos Raciones: 4

Ingredientes:

1 1/2 tazas de cebada descascarillada, enjuagada y puesta en remojo durante la noche 8 onzas de zanahorias, peladas y picadas

1 libra de champiñones, cortados en rodajas

1 cebolla blanca grande, pelada y picada 3/4 de cucharadita de sal

1/2 cucharadita de pimienta negra molida 4 ramitas de tomillo

1/4 de taza de perejil picado

2/3 de taza de queso parmesano vegano rallado 1 cucharada de vinagre de sidra de manzana

2 cucharadas de aceite de oliva

1 1/2 taza de caldo de verduras Instrucciones:

Poner una sartén grande antiadherente a fuego medio-alto, añadir el aceite y dejar que se caliente hasta que se caliente.

Añade la cebolla junto con 1/4 de cucharadita de sal y pimienta negra.

Cocerlo durante 5 minutos o hasta que se dore.

A continuación, añada las setas y continúe la cocción durante 2 minutos. Añadir la cebada, el tomillo y cocinar durante otros 2 minutos.

Transfiera esta mezcla a una olla de cocción lenta de 6

cuartos y añada las zanahorias,

1/4 de cucharadita de sal, y el caldo de verduras. Remover bien y cubrir con la tapa.

Enchufe la olla de cocción lenta, déjela cocinar durante 3 horas a fuego alto

o hasta que los granos absorban todo el líquido de cocción y las verduras se ablanden.

Retirar las ramitas de tomillo, verter el resto de los ingredientes excepto el perejil y remover bien.

Vierta el agua caliente y remueva bien hasta que el risotto alcance el estado deseado.

Añada el condimento, luego adórnelo con perejil y sírvalo.

Nutrición:calorías:321Cal,Carbohidratos:48g,Proteínas:12g

, Grasas:10g, Fibra:11g.

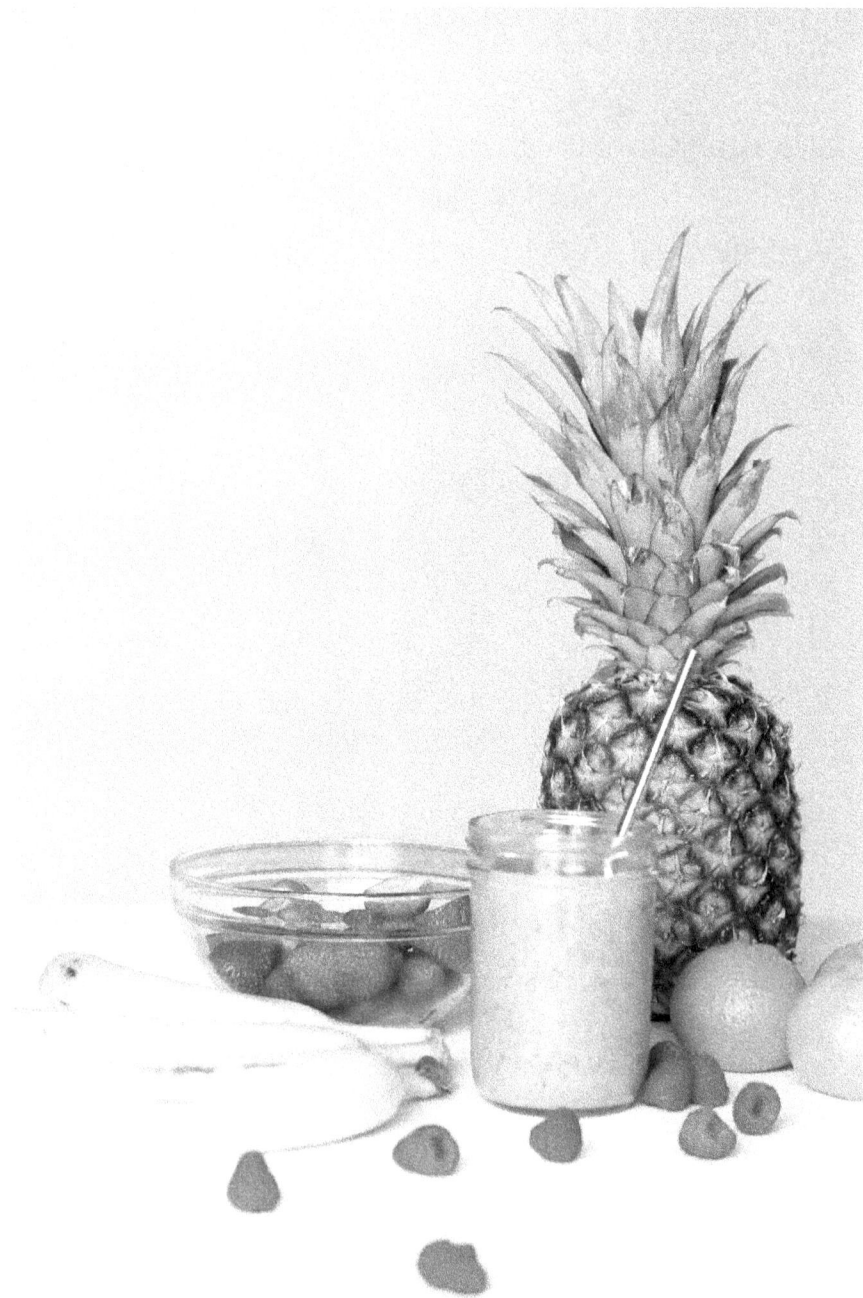

Entradas

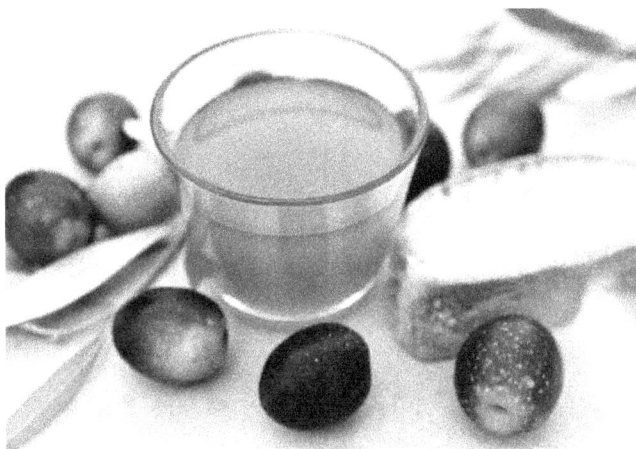

16 Patatas fritas con sésamo al horno

Tiempo de preparación 30 minutos Tiempo de cocción:

30 minutos Raciones: 4

Ingredientes:

1 libra de patatas Yukon Gold, con piel y cortadas en

trozos 2 cucharadas de semillas de sésamo

1 cucharada de fécula de patata

1 cucharada de aceite de sésamo Sal al gusto

Pimienta negra al gusto Instrucciones:

Precaliente el horno a 425 grados Fahrenheit y cubra una o dos bandejas de horno con papel pergamino.

Cortar las patatas y colocarlas en un bol grande.

Añadir las semillas de sésamo, la fécula de patata, el aceite de sésamo, la sal y la pimienta.

Mezclar con las manos y asegurarse de que todas las cuñas están cubiertas. Añade más semillas de sésamo o aceite si es necesario.

Repartir las cuñas de patata en las bandejas de hornear con algo de espacio entre cada cuña.

Hornea durante 15 minutos, dale la vuelta a las cuñas y vuelve a meterlas en el horno de 10 a 15 minutos más, hasta que se vean doradas y crujientes.

17 Hummus de calabaza y especias de naranja

Preparación: 30 minutos Cocción: 30 minutos Raciones: 3

Ingredientes:

1 taza de puré de calabaza en lata y sin azúcar

1 lata de 16 onzas de garbanzos, enjuagados y escurridos 1 cucharada de vinagre de sidra de manzana

1 cucharada de jarabe de arce

¼ de taza de tahini

1 cucharada de zumo de naranja fresco

½ cucharadita de ralladura de naranja y ralladura adicional

para decorar

⅛ cucharadita de canela molida

⅛ cucharadita de jengibre molido ⅛ cucharadita de nuez

moscada molida

¼ de cucharadita de sal Instrucciones:

Verter el puré de calabaza y los garbanzos en un

procesador de alimentos

y el pulso para romper.

Añade el vinagre, el sirope, el tahini, el zumo de naranja y

la ralladura de naranja y pulsa un par de veces.

Añadir la canela, el jengibre, la nuez moscada y la sal y

procesar hasta que esté suave y cremoso.

Servir en un bol espolvoreado con más ralladura de naranja y con galletas de trigo al lado.

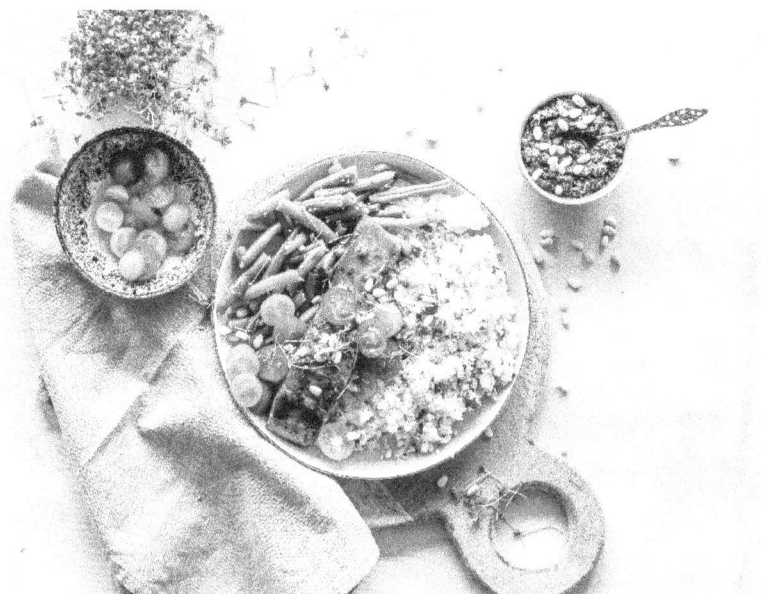

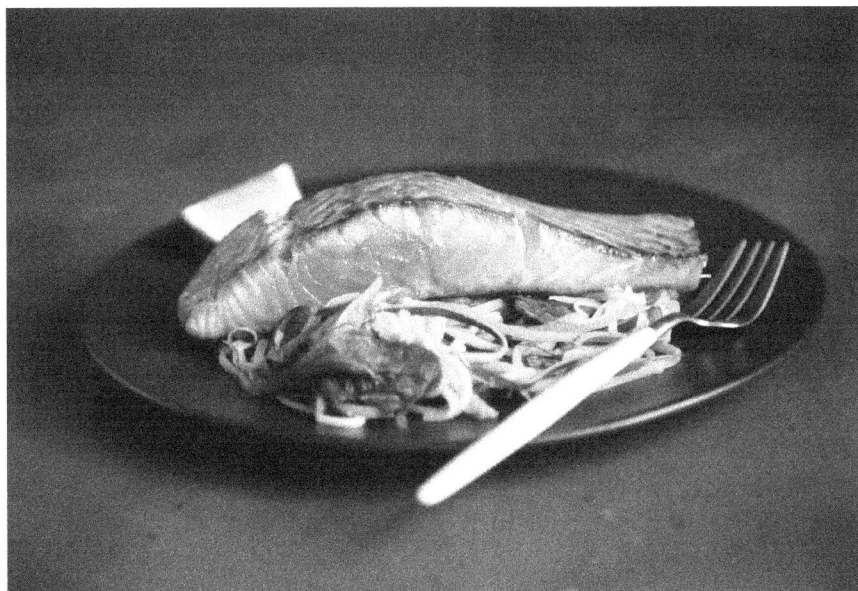

Batidos y bebidas

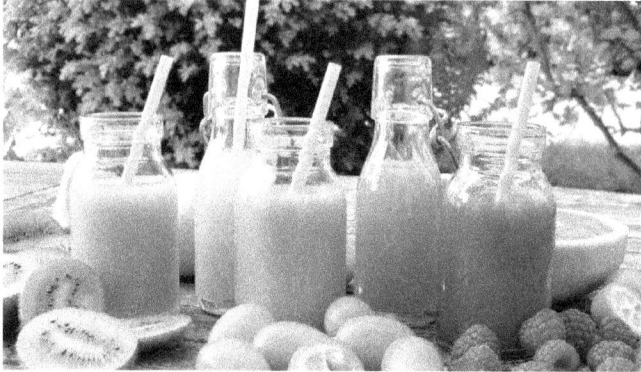

18 Smoothie Bowl de melón

Tiempo de preparación: 5 minutos Tiempo de cocción: 0

minutos Sirve: 2

Calorías: 135

Proteínas: 3 gramos

Grasa: 1 gramo

Carbohidratos: 32 gramos Ingredientes:

¾ de taza de zanahoria Jugo

4 Cps de melón, congelado y cortado en cubos o bayas para servir Pizca de sal marina

Direcciones:

Mezclar todo hasta que esté suave.

19 Batido de bayas y coliflor

Preparación: 10 minutos Cocción: 0 minutos Sirve: 2

Calorías: 149 Proteínas: 3 Gramos Grasa: 3 Gramos

Carbohidratos: 29 gramos Ingredientes:

1 taza de coliflor triturada, congelada

1 Taza de plátano, en rodajas y congelado

½ taza de bayas mixtas congeladas

2 Tazas de leche de almendras sin azúcar

2 cucharaditas de jarabe de arce, puro y opcional

Instrucciones:

Mezclar hasta que esté bien mezclado.

20 Batido de mango verde

Tiempo de preparación: 5 minutos Tiempo de cocción: 0

minutos Sirve: 1

Calorías: 417

Proteínas: 7,2 gramos

Grasa: 2,8 gramos

Carbohidratos: 102,8 gramos Ingredientes:

2 tazas de espinacas

1-2 tazas de agua de coco

2 mangos maduros, pelados y cortados en dados

Instrucciones:

Mezclar todo hasta que esté suave.

21 Tarta Tatin de Albaricoque

Tiempo de preparación: 30 minutos + 1 hora de enfriamiento Raciones: 4

La variedad de fruta es la mejor en general, pero también va bien con los albaricoques

- felicidad en una mesa. Ingredientes

Para la masa:

4 cucharadas de semillas de lino en polvo + 12 cucharadas de agua

¼ de taza de harina de almendras + extra para espolvorear

3 cucharadas de harina integral

½ cucharadita de sal

¼ de taza de mantequilla vegetal, fría y desmenuzada 3 cucharadas de jarabe de arce puro

1 ½ cucharadita de extracto de vainilla Para el relleno:

4 cucharadas de mantequilla vegetal derretida + más para pincelar

3 cucharaditas de jarabe de arce puro 1 cucharadita de extracto de vainilla

1 limón, exprimido

12 albaricoques, cortados por la mitad y sin hueso

½ taza de crema de coco

3 ó 4 hojas de albahaca fresca para decorar Instrucciones

Precaliente el horno a 350 F y engrase un molde grande para tartas con aceite en aerosol.

En un bol mediano, mezclar el polvo de semillas de lino con el agua y dejar que se espese durante 5 minutos.

En un bol grande, combinar las harinas y la sal. Añadir la mantequilla vegetal y, con una batidora de mano, batir hasta que se desmenuce. Vierta el huevo de lino, el jarabe de arce y la vainilla, y mezcle hasta que se forme una masa suave. Aplane la masa en una superficie plana, cúbrala con papel de plástico y refrigérela durante 1 hora.

Después, espolvorear ligeramente una superficie de trabajo con harina de almendras, sacar la masa a la superficie y, con un rodillo, aplanar la masa en un círculo de 1 pulgada de diámetro. Reservar.

En un bol grande, mezclar la mantequilla vegetal, el jarabe

de arce, la vainilla y el zumo de limón. Añadir los albaricoques a la mezcla y cubrirlos bien.

Colocar los albaricoques (con la parte abierta hacia abajo) en el molde para tartas y colocar la masa encima. Presione para que encaje y corte la masa que cuelga en los bordes.

Unte la parte superior con más mantequilla vegetal y hornee durante 35 a 40 minutos o hasta que se dore y se hinche.

Saque el molde del horno, deje que se enfríe durante 5 minutos y pase un cuchillo de mantequilla por los bordes de la masa. Invierta el postre en un plato grande, extienda la crema de coco por encima y adorne con las hojas de albahaca. Cortar y servir.

Información nutricional por porción

Calorías 484 | Grasas 33,8g| Carbohidratos 46,4g |

Proteínas 2,8g

22   Paletas de chocolate y pistacho

Tiempo de preparación: 5 minutos + 3 horas de enfriamiento

Porciones: 4

Una paleta es una de esas maravillas llenas de infinitas posibilidades que son creativas y apetecibles.

Ingredientes

½ taza de chispas de chocolate sin azúcar, derretidas 1 ½ tazas de leche de avena

1 cucharada de cacao en polvo sin azúcar

3 cucharadas de jarabe de dátiles puro 1 cucharadita de extracto de vainilla

Un puñado de pistachos picados Instrucciones

En una batidora, añadir el chocolate, la leche de avena, el cacao en polvo, el sirope de dátiles, la vainilla y los pistachos, y procesar hasta que quede una mezcla homogénea. Divide la mezcla en moldes de paletas y congela durante 3 horas.

Sumerge los moldes de las paletas en agua caliente para aflojarlas y sácalas.

Información nutricional por porción

Calorías 315 | Grasas 17.8g| Carbohidratos 34.9g | Proteínas 11.9g

23 Magdalenas de fresa con glaseado de queso de anacardo

Tiempo de preparación: 35 minutos + 30 minutos de enfriamiento Raciones: 4

Para hacer este encantador ganache rosa, sólo se necesitan tres ingredientes básicos. Con el puré de fresas fresco, adquiere un sabor mantecoso.

Ingredientes

Para las magdalenas:

2 tazas de harina de trigo integral

¼ de taza de almidón de maíz

2 ½ cucharaditas de levadura en polvo

1 ½ tazas de azúcar puro de dátiles

½ cucharadita de sal

¾ de taza de mantequilla vegetal sin sal, a temperatura ambiente 3 cucharaditas de extracto de vainilla

1 taza de fresas, hechas puré

1 taza de leche de avena, a temperatura ambiente Para el glaseado:

¾ de taza de crema de anacardos

2 cucharada de aceite de coco derretido 3 cucharadas de jarabe de arce puro 1 cucharadita de extracto de vainilla

1 cucharadita de zumo de limón recién exprimido

¼ de cucharadita de sal

2-4 cucharadas de agua, según sea necesario para mezclar

Instrucciones

Precalienta el horno a 350 F y forra una bandeja para magdalenas de 12 agujeros con forros para magdalenas. Ponga a un lado.

En un bol grande, mezclar la harina, la maicena, la levadura en polvo, el azúcar de dátiles y la sal.

Con una batidora eléctrica, bata la mantequilla vegetal, el extracto de vainilla, las fresas y la leche de avena hasta que estén bien combinados.

Dividir la mezcla en los moldes para magdalenas a dos tercios y hornear de 20 a 25 minutos o hasta que se doren por encima y un palillo insertado salga limpio. Retira los cupcakes y deja que se enfríen mientras preparas el glaseado.

En una batidora, añadir la crema de anacardos, el aceite de coco, el sirope de arce, la vainilla, el zumo de limón y la sal. Procesar hasta que quede suave. Si la mezcla está demasiado espesa, añada un poco de agua para aligerar un poco la consistencia. Verter el glaseado en un medio y enfriar durante 30 minutos.

Pasa la mezcla a una manga pastelera y haz montoncitos del glaseado sobre los cupcakes. Servir inmediatamente.

Información nutricional por porción

Calorías 853 | Grasas 42g| Carbohidratos 112.8g | Proteínas 14.3g

24 Manzanas dulces rellenas de nueces

Tiempo de preparación: 35 minutos Raciones: 4

Estas Manzanas Horneadas Rellenas de Nueces son un postre de deslizamiento que no da problemas, o digamos, una o dos meriendas de fin de semana.

Ingredientes

4 manzanas de gala

3 cucharadas de jarabe de arce puro 4 cucharadas de harina de almendras

6 cucharadas de azúcar puro de dátiles

6 cucharadas de mantequilla vegetal, fría y cortada en cubos 1 taza de nueces mixtas picadas

Direcciones

Precalentar el horno a 400 F.

Cortar la parte superior de las manzanas y utilizar un sacabolas o una cuchara para sacar el corazón de las manzanas. En un bol, mezcla el sirope de arce, la harina de almendras, el azúcar de dátiles, la mantequilla y las nueces.

Colocar la mezcla en las manzanas con una cuchara y hornear durante 25 minutos o hasta que las nueces estén doradas por encima y las manzanas blandas. Sacar las manzanas del horno, dejar enfriar y servir.

Información nutricional por porción

Calorías 581 | Grasas 43,6g| Carbohidratos 52,1g |

Proteínas 3,6g

Aperitivos y postres

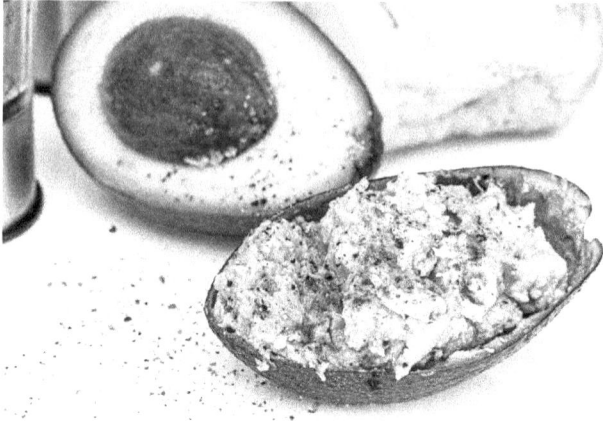

25 Pitas de tofu al curry con ensalada de huevo

Tiempo de preparación: 15 minutos Tiempo de cocción: 0 minutos Raciones: 4 sándwiches Ingredientes

1 libra de tofu extrafuerte, escurrido y secado con palmaditas

Dieta basada en plantas para mujeres mayores de 50 años

½ taza de mayonesa vegana, hecha en casa o comprada en la tienda

¼ taza de chutney de mango picado, casero o comprado 2 cucharaditas de mostaza de Dijon

1 cucharada de polvo de curry picante o suave

1 cucharadita de sal

⅛ cucharadita de cayena molida

¾ de taza de zanahorias ralladas 2 costillas de apio picadas

¼ taza de cebolla roja picada

8 hojas pequeñas de lechuga Boston u otra lechuga blanda

4 panes de pita integrales de 7 pulgadas, cortados por la mitad Instrucciones

Desmenuce el tofu y colóquelo en un bol grande. Añade la mayonesa, el chutney, la mostaza, el curry en polvo, la sal y la cayena, y remueve bien hasta que esté bien mezclado.

Añadir las zanahorias, el apio y la cebolla y remover para combinar. Refrigere durante 30 minutos para que los sabores se mezclen.

Mete una hoja de lechuga dentro de cada bolsillo de pita, pon un poco de la mezcla de tofu encima de la lechuga y sirve.

26 Envolturas de ensalada de jardín

Tiempo de preparación: 15 minutos Tiempo de cocción:

10 minutos Raciones: 4 wraps Ingredientes

6 cucharadas de aceite de oliva

1 libra de tofu extrafuerte, escurrido, secado y

cortado en tiras de ½ pulgadas

1 cucharada de salsa de soja

¼ taza de vinagre de sidra de manzana

1 cucharadita de mostaza amarilla o marrón picante

½ cucharadita de sal

¼ cucharadita de pimienta negra recién molida 3 tazas de

lechuga romana rallada

3 tomates romanos maduros, picados finamente

1 zanahoria grande, rallada

1 pepino inglés mediano, pelado y picado

⅓ taza de cebolla roja picada

¼ taza de aceitunas verdes sin hueso en rodajas

4 tortillas de harina integrales (10 pulgadas) o pan plano de

lavash Instrucciones

En una sartén grande, calentar 2 cucharadas de aceite a

fuego medio. Añadir el tofu y cocinar hasta que se dore,

unos 10 minutos. Espolvorear

con la salsa de soja y dejar enfriar.

En un bol pequeño, combine el vinagre, la mostaza, la sal

y la pimienta con las 4 cucharadas de aceite restantes, removiendo para mezclar bien. Reservar.

En un bol grande, combina la lechuga, los tomates, la zanahoria, el pepino, la cebolla y las aceitunas. Vierta el aderezo y revuelva para cubrir.

Para montar los wraps, coloque una tortilla en una superficie de trabajo y úntela con una cuarta parte de la ensalada. Coloca unas tiras de tofu sobre la tortilla y enróllala bien. Cortar por la mitad 76.

27 Almendras tostadas al tamari

Tiempo de preparación: 2 minutos Tiempo de cocción: 8 minutos Raciones: ½ taza

Ingredientes

½ taza de almendras crudas, o semillas de girasol 2 cucharadas de tamari, o salsa de soja

1 cucharadita de aceite de sésamo tostado

Direcciones

Preparación de los ingredientes.

Calentar una sartén seca a fuego medio-alto y añadir las almendras, removiendo con frecuencia para que no se quemen. Una vez que las almendras estén tostadas, de 7 a

8 minutos en el caso de las almendras, o de 3 a 4 minutos en el caso de las semillas de girasol, vierta el tamari y el aceite de sésamo en la sartén caliente y remueva para cubrirlas.

Puedes apagar el fuego, y mientras las almendras se enfrían la mezcla de tamari se pegará y secará en los frutos secos.

Por ración (1 cucharada) Calorías: 89; Grasa total: 8g; Carbohidratos: 3g; Fibra: 2g; Proteínas: 4g

28 Bol de calabaza rico en proteínas

Preparación: 10 minutos Cocción: 0 minutos Raciones: 2

Ingredientes

11/2 tazas de leche de almendra (más o menos según la consistencia deseada)

1 taza de puré de calabaza en conserva, con sal 1/2 taza de nueces picadas

1 cucharada de proteína de soja vegana en polvo 1 cucharadita de extracto puro de vainilla

Un puñado de nibs de cacao Instrucciones:

Añade todos los ingredientes en una batidora, excepto los nibs de cacao. Servir en cuencos y espolvorear con nibs de cacao.

29 Bolas saladas de patata roja y ajo

Tiempo de preparación 40 minutos Tiempo de cocción:

25 minutos Raciones: 4

Ingredientes

1 1/2 libras de patatas rojas

3 dientes de ajo finamente picados

1 cucharada de perejil fresco finamente picado 1/4

cucharadita de cúrcuma molida

Sal y pimienta molida al gusto

Direcciones:

Enjuagar las patatas y colocarlas sin pelar en una olla

grande. Vierte agua hasta cubrir las patatas y ponlas a

hervir.

Cocinar durante unos 20 a 25 minutos a fuego medio.

Enjuagar las patatas y dejarlas enfriar.

Pelar las patatas y hacerlas puré; añadir el ajo picado y la

sal y la pimienta.

Formar la mezcla de patatas en pequeñas bolas.

Espolvorear con perejil picado y refrigerar durante varias

horas. Servir.

30 Salsa de lentejas rojas picante y suave

Tiempo de preparación 35 minutos Tiempo de cocción:

20 minutos Raciones: 4

Ingredientes

1 taza de lentejas rojas 1 hoja de laurel

Sal marina al gusto

2 diente de ajo, finamente picado

2 cucharadas de hojas de cilantro picadas 1 cucharada de

pasta de tomate

Zumo de limón de 2 limones, recién exprimido

2 cucharaditas de comino molido

4 cucharadas de aceite de oliva extra virgen Instrucciones:

Enjuagar las lentejas y escurrirlas.

Combine las lentejas y la hoja de laurel en una cacerola mediana.

Verter suficiente agua para cubrir completamente las lentejas y llevar a ebullición.

Tapar bien, reducir el fuego a medio y cocer a fuego lento durante unos 20 minutos.

Sazonar con sal al gusto y remover bien. Nota: Sazonar siempre con la sal después de la cocción - si se añade la sal antes, las lentejas se pondrán duras.

Escurrir las lentejas en un colador. Desechar la hoja de laurel y dejar enfriar las lentejas durante 10 minutos.

Pasar las lentejas a un procesador de alimentos y añadir todos los ingredientes restantes.

Pulse hasta que todos los ingredientes se combinen bien.

Pruebe y ajuste los condimentos si es necesario.

Ponga la salsa de lentejas en un recipiente de cristal y refrigere al menos 2

horas antes de servir.

31 Patatas fritas de manzana y canela

Tiempo de preparación: 2 horas Tiempo de cocción: 2 horas Raciones: 2

Ingredientes:

Canela (1 t.)

Manzana (1, en rodajas) Instrucciones:

Esta receta es sencilla y deliciosa. Puedes empezar girando el

horno a 200. Mientras esto se calienta, querrás preparar una bandeja para hornear con un poco de papel pergamino.

Con la bandeja para hornear preparada, distribuya las

rodajas de manzana sobre ella de manera uniforme y espolvoree con la canela. Una vez hecho esto, mete la bandeja en el horno durante dos horas.

Sacar del horno, dejar enfriar y disfrutar.

Nutrición: Calorías: 50 Proteínas: 5g Carbohidratos: 14g Grasas: 1g

32 Brócoli al vapor con sésamo

Preparación: 15 minutos Cocción: 5 minutos Raciones: 2

Ingredientes

1 1/2 lb de flores de brócoli frescas 1/2 taza de aceite de sésamo

4 cucharadas de semillas de sésamoSal y pimienta molida al gusto Instrucciones:

Coloque los ramilletes de brócoli en una cesta de vapor sobre el agua hirviendo. Tapa y cuece al vapor durante unos 4 o 5 minutos.

Sazonar con sal y pimienta y rociar con aceite de sésamo; remover para cubrir.

Espolvorear con semillas de sésamo y servir

inmediatamente.

33 Hamburguesas de berenjena veganas

Tiempo de preparación 30 minutos Tiempo de cocción:

15 minutos Raciones: 6

Ingredientes

2 berenjenas grandes

1 cebolla finamente picada

1 cucharada de dientes de ajo machacados 1 manojo de

perejil crudo picado 1/2 taza de harina de almendras

4 cucharadas de aceitunas de Kalamata, sin hueso y en

rodajas 1 cucharada de bicarbonato de sodio

Sal y pimienta molida al gusto Aceite de oliva o de

aguacate, para freír Instrucciones

Pelar las berenjenas, enjuagarlas y cortarlas por la mitad.

Saltear los cubos de berenjena en una sartén antiadherente - removiendo de vez en cuando - unos 10 minutos.

Pasar a un bol grande y triturar con una batidora de inmersión.Añadir el puré de berenjena a un bol y añadir todos los ingredientes restantes (excepto el aceite).

Amasar la mezcla con las manos hasta que la masa sea suave, pegajosa y fácil de moldear.Formar la mezcla en 6 hamburguesas.Calentar el aceite de oliva en una sartén a fuego medio-alto. Freír las hamburguesas durante 3 ó 4 minutos por cada lado.

Retirar las hamburguesas en una bandeja forrada con papel de cocina para escurrirlas. Sirva caliente.

34 Sándwich de desayuno vegano

Tiempo de preparación: 10 minutos Tiempo de cocción:

10 minutos Raciones: 3

Ingredientes

1 cucharadita de aceite de coco 6 rebanadas de pan 1

envase de 14 onzas

1-2 cucharaditas de mayonesa vegana de tofu extra firme

1 cucharadita de cúrcuma 1 taza de verduras 1/2

cucharadita de ajo

1-2 tomates medianos en polvo 1/2 cucharadita de Kala

6 rodajas de pepinillo Namak (sal negra fresca agrietada)

pimienta

3 rebanadas de queso vegano derretido Instrucciones:

Sazone una faceta del tofu con sal, ajo en polvo, pimienta en polvo y cúrcuma. Acabo de 15 espolvoreado de los contenedores de sabor. Sazonará la segunda cara dentro del campo cuando sea una posibilidad perfecta para darles la vuelta.

En una sartén mediana, calentar el aceite a fuego medio y notar los cortes de tofu organizados en el plato. Mientras se cocina la cara inferior, sazonar la cara superior. Deje que el tofu se cocine de tres a cinco minutos, hasta que esté ligeramente más oscuro y limpio. A continuación, dé la vuelta a los cortes y fría el lado alternativo durante 3-5 minutos. En este momento es un momento respetable para meter el pan en la tostadora, siempre que le guste.

Para licuar el cheddar, en una hoja de preparación, coloque 2 cortes de tofu uno al lado del otro, con una reducción de cheddar sobre cada conjunto. Póngalo dentro de la parrilla en preparación para la cena durante 1-tres minutos, hasta que el cheddar se disuelva. También puede utilizar una tostadora.

Untar con mayonesa las dos caras del pan.

Colocar los dos cortes de tofu con cheddar en un lado. Incluye las verduras y los tomates.

En este momento, incluya varios cortes de pepinillos y acerque el sándwich de forma colectiva. Cortar el rincón a la esquina

Recetas para la cena

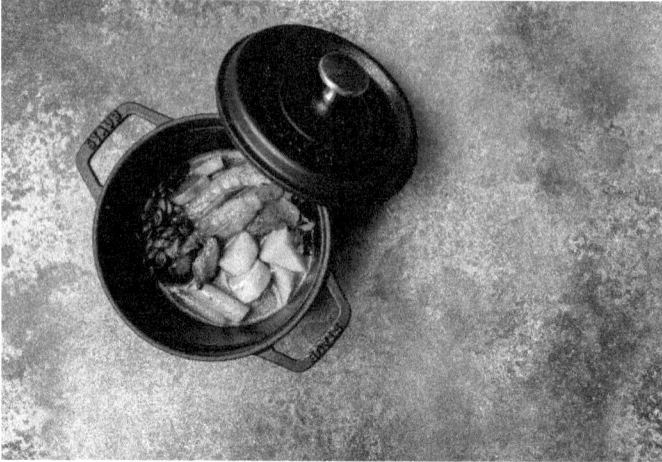

35 Filete de sandía con pistachos

Tiempo de preparación: 5 min. Tiempo de cocción: 10 min.

Raciones: 4 Ingredientes:

Microgreens

Pistachos picados Sal marina de Malden

1 cucharada de aceite de oliva virgen extra 1 sandía

Sal al gusto Instrucciones:

Comienza cortando los extremos de la sandía.

Pelar con cuidado la piel de la sandía por el borde exterior blanco.

Cortar la sandía en 4 rodajas de aproximadamente 5 cm de grosor.

Recortar las rebanadas, para que tengan una forma rectangular de aproximadamente 2 x4 pulgadas.

Calentar una sartén a fuego medio y añadir 1 cucharada de aceite de oliva.

Añada los filetes de sandía y cocine hasta que los bordes

empiecen a caramelizarse.

Emplatar y cubrir con los pistachos y los microgreens.

Espolvorear con sal de Malden.

Sírvelo caliente y disfrútalo.

Nutrición: Calorías: 67 | Carbohidratos: 3,8 g |

Proteínas: 1,6 g Grasas:

5.9 g

36 Col rizada y tofu

Preparación 15 minutos Cocción: 20 minutos Raciones: 4

Ingredientes:

1 libras de berza, enjuagada y picada 1 taza de agua

1/2 libra de tofu, picado Sal al gusto

Pimienta en polvo al gusto

Chili rojo triturado al gusto Dirección:

Poner una sartén grande a fuego medio-alto. Añade el aceite. Cuando el aceite esté

calentado, añadir el tofu y cocinar hasta que se dore.

Añadir el resto de los ingredientes y mezclar bien. Cocinar

hasta que las verduras se marchiten y estén casi secas.

Recetas para el almuerzo

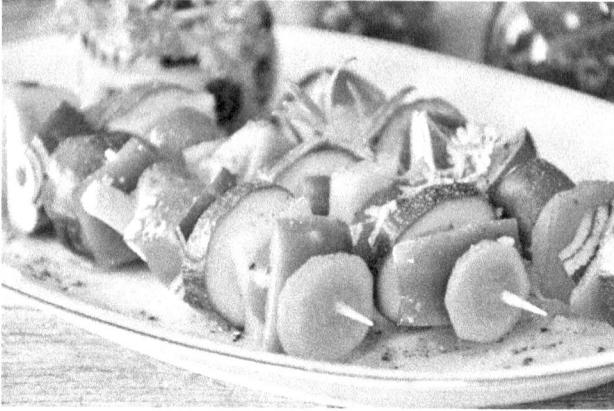

37 Tazones de tofu tailandés y quinoa

Tiempo de preparación: 15 minutos Tiempo de cocción:

20 minutos Ración: 4

Ingredientes:

3/4 de taza (177 gramos) de quinoa cocida

1 taza (236 gramos) de edamame congelado, descongelado

12 onzas (175 gramos) de tofu, extrafuerte, prensado

2 zanahorias medianas, ralladas 1 cebolla verde, en rodajas

1/2 cucharadita de ajo picado

2 cucharaditas de jengibre rallado 1/2 taza de cilantro picado 1/2 cucharadita de copos de chile rojo 1 cucharada de salsa de soja

2 cucharaditas de sirope de agave 2 cucharadas de zumo de lima

2 cucharadas de mantequilla de cacahuete 1 cucharada de agua

4 cucharaditas de semillas de sésamo tostadas

Instrucciones:

Enciende el horno, ponlo a 400° F y deja que se

precaliente. Prepara el tofu: corta el tofu en cubos de ¾ de pulgada.

Tome una bandeja de horno grande, fórrela con papel de aluminio, extienda los trozos de tofu en ella y hornee durante 20 minutos hasta que se doren, removiendo a mitad de camino.

Prepare la llovizna: tome un tazón pequeño, coloque el ajo, el jengibre, las hojuelas de chile, la salsa de soya, el jarabe de agave, la mantequilla, la lima y el agua y luego bata hasta que se combinen.

Una vez cocido el tofu, déjelo enfriar durante 10 minutos y páselo a un bol grande.

Añade la zanahoria, las cebollas verdes, el cilantro, la col y el edamame, rocía con el aderezo preparado y espolvorea

con semillas de sésamo.

Mezclar la quinoa con la ensalada y servir.

Nutrición: 330 Cal; 13 g de grasa; 3 g de grasa saturada; 36

g de carbohidratos; 7 g de fibra;

19 g de proteínas; 10 g de azúcar;

38 Judías verdes con tocino vegano

Tiempo de preparación: 15 minutos Tiempo de cocción:

20 minutos Raciones: 8

Ingredientes:

1 rebanadas de tocino vegano, picado 1 chalota, picada

24 oz. de judías verdes

Sal y pimienta al gusto

½ cucharadita de pimentón ahumado 1 cucharadita de

zumo de limón

2 cucharaditas de vinagre

Dirección

Precaliente su horno a 450 grados F.

Añade el bacon en la bandeja de horno y ásalo durante 5 minutos. Incorporar la chalota y las judías.

Sazonar con sal, pimienta y pimentón. Asar durante 10 minutos.

Rociar con el zumo de limón y el vinagre. Asar durante otros 2 minutos.

Nutrición:Calorías:49Grasas   totales:1,2gGrasas saturadas:0,4gColesterol: 3mgSodio:

92mgPotasio:249mgCarbohidratos:

8,1gFibra: 3gAzúcar   : 4gProteínas: 2,9g

39 Coles de Bruselas de coco

Preparación: 15 minutos Cocción: 10 minutos Raciones: 4

Ingredientes: 1 libra de coles de Bruselas, recortadas y cortadas por la mitad 2 cucharadas de aceite de coco ¼ de taza de agua de coco cucharada de salsa de soja Dirección

En una sartén a fuego medio, añade el aceite de coco y cocina las coles de Bruselas durante 4 minutos.Vierte el agua de coco. Añadir la salsa de soja y cocinar durante 1 minuto más: Calorías: 114 Grasa total: 7,1gGrasa saturada: 5,7gSodio: 269mgPotasio: 83mhidratos: 1,1gFibra: 4,3g

Azúcar: 3g Proteínas: 4g

40 Guiso de bacalao con arroz y boniatos

Preparación: 30 minutos Cocción: 1 hora Raciones: 4

Ingredientes:

1 tazas de agua ¾ de taza de arroz integral 1 cucharada de

aceite vegetal

1 cucharada de jengibre picado 1 cucharada de ajo picado

1 batata, cortada en cubos 1 pimiento, cortado en rodajas

1 cucharada de curry en polvo Sal al gusto

15 oz. de leche de coco 4 filetes de bacalao

2 cucharaditas de zumo de lima recién exprimido 3

cucharadas de cilantro picado Dirección

Poner el agua y el arroz en un cazo.

Llevar a ebullición y cocer a fuego lento de 30 a 40 minutos. Reservar. Verter el aceite en una sartén a fuego medio.

Cocinar el ajo durante 30 segundos.

Añadir las batatas y el pimiento. Condimentar con curry en polvo y sal.

Mezclar bien.

Verter la leche de coco. Cocer a fuego lento durante 15 minutos.

Acomodar el pescado en la salsa y cocinar durante otros 10 minutos.

Añada el zumo de lima y el cilantro. Servir con el arroz.

Nutrición: Calorías: 382 Grasas totales: 11,3g Grasas

saturadas: 4,8g Colesterol: 45mg Sodio: 413mg Potasio:

736mg Carbohidratos: 49,5g Fibra: 5,3g Azúcar: 8g

Proteínas: 19,2g

41 Ensalada de aguacate, piñones y acelgas

Tiempo de preparación: 5 minutos Tiempo de cocción: 15 minutos Raciones: 4

Ingredientes:

1 libra de acelgas, cortadas en trozos grandes 2 cucharadas de aceite de oliva

1 aguacate, pelado, deshuesado y cortado en cubos 2 cebolletas, picadas

¼ de taza de piñones tostados

1 cucharada de vinagre balsámico Sal y pimienta negra al gusto Instrucciones:

Calentar una sartén con el aceite a fuego medio, añadir las cebolletas, los piñones y las acelgas, remover y saltear durante 5 minutos.

Añadir el vinagre y los demás ingredientes, mezclar, cocinar a fuego medio durante 10 minutos más, repartir en cuencos y servir para comer.

Nutrición: calorías 120, grasas 2, fibra 1, carbohidratos 4, proteínas 8

42 Ensalada de uvas, aguacate y espinacas

Tiempo de preparación: 10 minutos Tiempo de cocción: 0 minutos Raciones: 4

Ingredientes:

1 taza de uvas verdes cortadas por la mitad 2 tazas de espinacas tiernas

1 aguacate, sin hueso, pelado y cortado en cubos Sal y pimienta negra al gusto

2 cucharadas de aceite de oliva

1 cucharada de tomillo picado

1 cucharada de romero picado 1 cucharada de zumo de lima

1 diente de ajo picado

Direcciones:

En una ensaladera, combinar las uvas con las espinacas y los demás ingredientes, mezclar y servir para el almuerzo.

Nutrición: calorías 190, grasa 17,1, fibra 4,6, carbohidratos 10,9, proteínas 1,7

43 Sartén de verduras y aceitunas

Tiempo de preparación: 10 minutos Tiempo de cocción:

15 minutos Raciones: 4

Ingredientes:

4 cebolletas picadas 2 cucharadas de aceite de oliva

½ taza de aceitunas verdes, deshuesadas y cortadas por la

mitad

¼ de taza de piñones tostados

1 cucharada de vinagre balsámico 2 tazas de espinacas

tiernas

1 taza de rúcula pequeña

1 taza de espárragos, recortados, escaldados y cortados

por la mitad Sal y pimienta negra al gusto

Direcciones:

Calentar una sartén con el aceite a fuego medio-alto, añadir las cebolletas y los espárragos y saltear durante 5 minutos.

Añadir las aceitunas, las espinacas y los demás ingredientes, mezclar, cocinar a fuego medio durante 10 minutos, repartir en los platos y servir para comer.

Nutrición: calorías 136, grasa 13,1, fibra 1,9, carbohidratos 4,4, proteínas 2,8

44 Sopa de coliflor y alcachofas

Tiempo de preparación: 10 minutos Tiempo de cocción:

25 minutos Raciones: 4

Ingredientes:

1 libra de floretes de coliflor

1 taza de corazones de alcachofa en lata, escurridos y

picados 2 cebolletas picadas

2 cucharadas de aceite de oliva

2 dientes de ajo picados

6 tazas de caldo de verduras

Sal y pimienta negra al gusto 2/3 de taza de crema de coco

2 cucharadas de cilantro picado Instrucciones:

Caliente una olla con el aceite a fuego medio, añada las cebolletas y

el ajo y rehogar durante 5 minutos.

Añadir la coliflor y los demás ingredientes, remover, llevar a fuego lento y cocinar a fuego medio durante 20 minutos más.

Triturar la sopa con una batidora de inmersión, repartirla en cuencos y servir.

Nutrición: calorías 207, grasa 17,2, fibra 6,2, carbohidratos 14,1, proteínas 4,7

Recetas de platos

principales y platos únicos

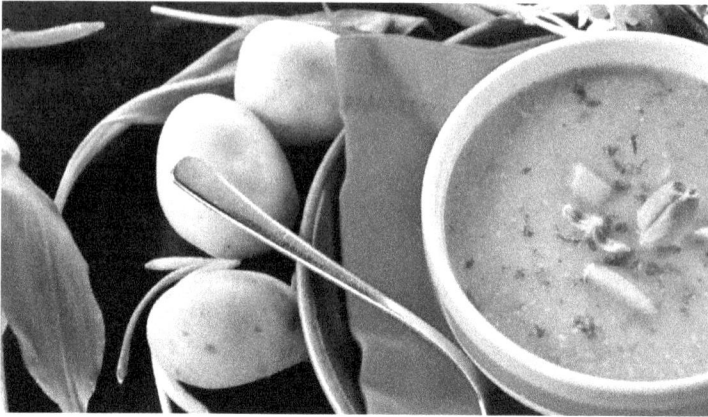

45 Arroz pegajoso con mango

Tiempo de preparación: 35 minutos Tiempo de cocción:

30 minutos Raciones: 3

Calorías: 571

Proteínas: 6 gramos

Grasa: 29,6 gramos

Carbohidratos: 77,6 gramos Ingredientes:

½ taza de azúcar

1 Mango, en rodajas

14 onzas de leche de coco en lata

½ taza de arroz basmati Instrucciones:

Cueza el arroz según las instrucciones del paquete y añada la mitad del azúcar. Cuando cocine el arroz, sustituya la mitad del agua por la mitad de la leche de coco.

Hervir el resto de la leche de coco en un cazo con el azúcar restante.

Hervir a fuego alto hasta que esté espeso, y entonces añadir las rodajas de mango.

Datos interesantes: Los mangos contienen el 50% de la vitamina C diaria que debes consumir y que ayuda a la salud ósea e inmunológica.

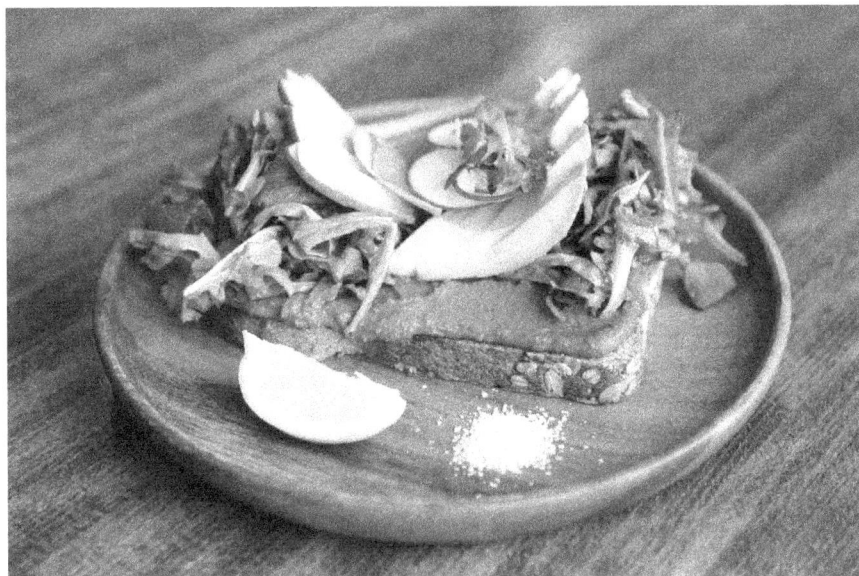

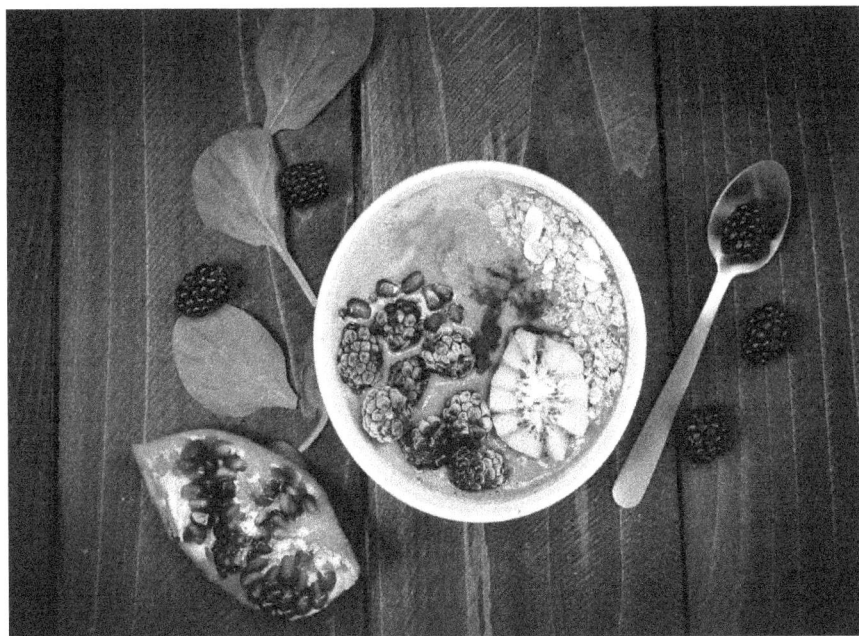

Ensaladas proteicas llenas

de nutrientes

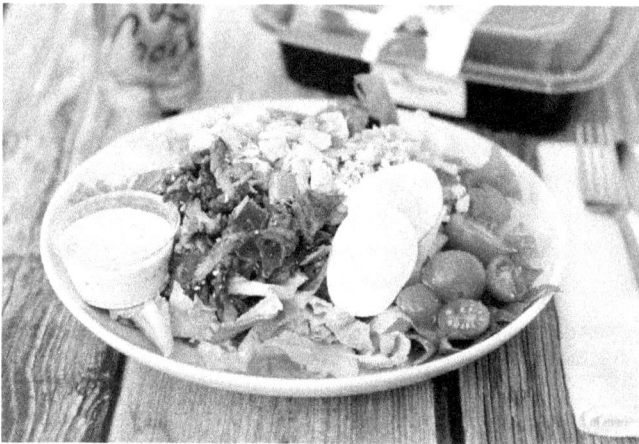

46 La increíble ensalada de garbanzos y espinacas

Tiempo de preparación: 10 minutos Tiempo de cocción:

10 minutos

Ingrediente: 1 lata de garbanzos (escurridos y enjuagados)

1 puñado de espinacas

3,5 oz de queso feta (o un queso similar) 1 puñado

pequeño de pasas

½ cucharada de zumo de limón (también es bueno el

vinagre blanco o de malta) 3 cucharaditas de miel 4

cucharadas de aceite de oliva 0,5 - 1 cucharadita de

comino 1 pizca de sal ½ cucharadita de copos de chile

(o la pimienta de cayena seca servirá muy bien).

Direcciones:

Picar el queso y añadirlo con las espinacas y los garbanzos

a un bol grande Mezclar la miel, el aceite, el zumo de

limón y las pasas en un bol pequeño. Añadir el comino, la

sal y la pimienta al bol del aliño y mezclar bien. Rociar el

delicioso aderezo sobre la ensalada.

Potenciadores del sabor

(glaseados para pescado,

aliños para carne y aliños

para pescado)

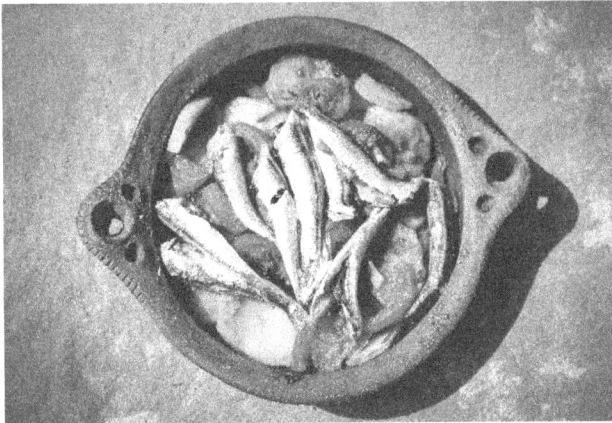

47 Aliño de orégano y tomillo del suroeste

Este aliño es una mezcla perfecta de ingredientes herbáceos, dulces y terrosos para hacer que su día sea realmente especial y delicioso. Si desea que sus cortes de carne sean menos picantes, puede ajustar la cantidad de chile en polvo.

Tiempo de preparación: 5 min. Tiempo de cocción: 5 min.

Porciones: 11 cucharadas.

Ingredientes:

Ajo en polvo - 2 cucharadas. Chili en polvo - 2 cucharadas. Mostaza seca - 2 cucharadas.

Tomillo seco - 1 cucharada. Orégano seco - 1 cucharada.

Pimentón dulce - 1 cucharada.

Cilantro molido - 1 cucharada. Comino molido - 1

cucharada.

Sal - 2 cucharaditas

Direcciones:

Mezcle todos los ingredientes mencionados en su bol para hacer el aliño de orégano y tomillo. Mezclar suavemente todos los ingredientes con una espátula o cuchara para formar una mezcla aromática.

Ahora, tome el corte de carne que haya elegido y colóquelo sobre una superficie firme. Unte con una brocha o frote el aliño recién hecho; dé unos golpecitos suaves para que el aliño se adhiera a la superficie. Gire el corte de carne y repita la operación para condimentar su otro lado. Repita la operación con otros cortes de carne.

La carne recién frotada está lista para ser asada o cocinada.

48 Pimienta picante y aliño de tomillo

Transforme sus carnes secas en una mezcla llena de sabores cítricos, oscuros y picantes con este aliño de tres especias. Este aliño de tomillo es muy fácil de preparar y condimenta perfectamente el pollo, el cerdo y la ternera.

Tiempo de preparación: 5 min. Tiempo de cocción: 0 min.

Porciones: 2 cucharadas.

Ingredientes:

Tomillo seco - 1tbs.

Cáscara de lima, finamente rallada - 1 cucharada.

Sal marina y pimienta negra al gusto Instrucciones:

Mezcle todos los ingredientes en su bol para hacer el aliño

de pimienta y tomillo. Mezcle suavemente todos los ingredientes con una espátula o cuchara para formar una mezcla aromática.

Ahora, tome el corte de carne que haya elegido y colóquelo sobre una superficie firme. Cepille o frote el aliño recién hecho sobre él; dé unos golpecitos suaves para que el aliño se adhiera

en la superficie. Gire el corte de carne y repita para condimentar su otro lado. Repita con otros cortes de carne.

La carne recién frotada está lista para ser asada o cocinada.

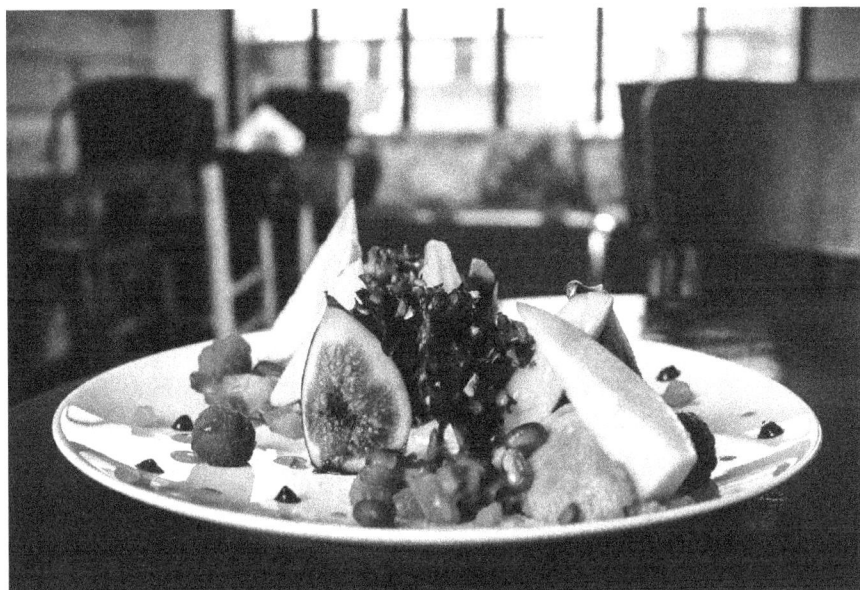

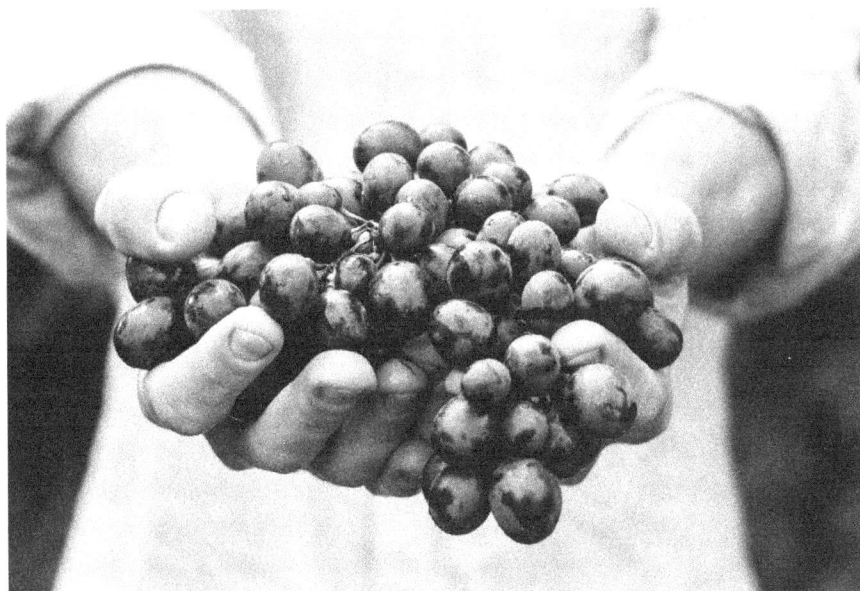

Recetas de salsas

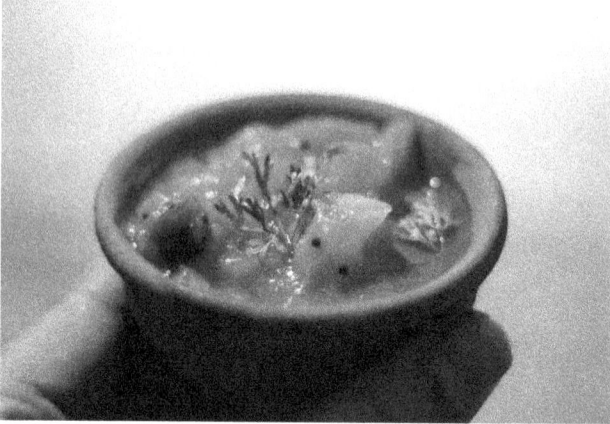

49 Salsa de coco

Tiempo de preparación: 15 minutos Tiempo de cocción:

15 minutos Raciones: 3

Ingredientes

½ taza de lentejas rojas, cocidas 4 zanahorias, peladas y

picadas

1 taza (250 ml) de leche de coco en lata

3 cucharadas de levadura nutricional

½ cebolla picada

2 dientes de ajo picados Pimienta y sal al gusto

Instrucciones:

Hervir las zanahorias durante 10 minutos en una sartén.

Mezclar las zanahorias cocidas, las lentejas, la cebolla, el ajo, la levadura y la leche de coco en una batidora hasta que quede suave. Añada la pimienta y la sal.

Verter la mezcla en una cacerola y cocinar durante 2 minutos, removiendo frecuentemente.

Vierta la salsa sobre la pasta cocida o los servidores de la ensalada.

50 Pesto de alubias vegano

Tiempo de preparación: 5 minutos Tiempo de cocción: 5

minutos Raciones: 2

Ingredientes

1 lata (15 oz.) de alubias blancas, escurridas y enjuagadas 2

tazas de hojas de albahaca, lavadas y secas

½ taza de leche no láctea 2 cucharadas de aceite de oliva

3 cucharadas de levadura nutricional

1 diente de ajo pelado

Pimienta y sal al gusto Instrucciones:

Mezcle todos los ingredientes (excepto los condimentos)

en una licuadora hasta que

suave.

Espolvorear con pimienta y sal al gusto, y batir durante 1

minuto más. Disfrute con la pasta.

CPSIA information can be obtained
at www.ICGtesting.com
Printed in the USA
BVHW041018260621
610448BV00004B/1222

9 781802 893700